CONTRIBUTION

A L'ÉTUDE

DES

ANÉVRYSMES DE LA CROSSE DE L'AORTE

PAR

BERNARD GUIGON

DOCTEUR EN MÉDECINE DE LA FACULTÉ DE PARIS

PARIS

HENRI JOUVE

IMPRIMEUR DE LA FACULTÉ DE MÉDECINE

15, RUE RACINE

1893

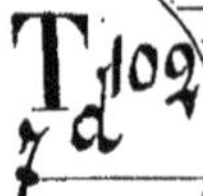

CONTRIBUTION

A L'ÉTUDE

DES

ANÉVRYSMES DE LA CROSSE

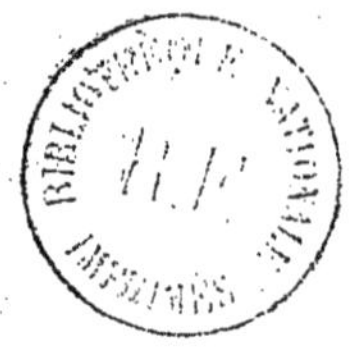

DE L'AORTE

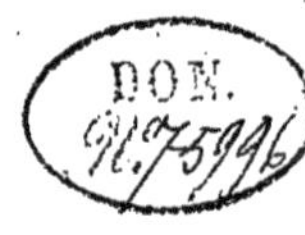

PAR

BERNARD GUIGON

DOCTEUR EN MÉDECINE DE LA FACULTÉ DE PARIS

PARIS

HENRI JOUVE

IMPRIMEUR DE LA FACULTÉ DE MÉDECINE

15, RUE RACINE

1893

A MON PÈRE, A MA MÈRE

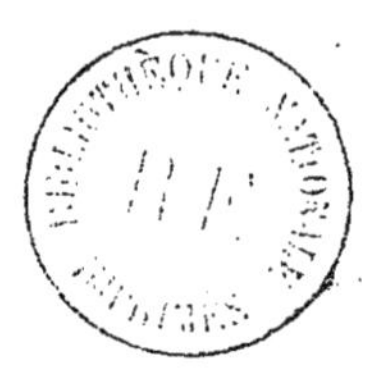

A MON FRÈRE, A MA SOEUR

A MES PARENTS

A MES AMIS

A MES MAITRES

DE L'ÉCOLE DE MÉDECINE DE PLEIN EXERCICE D'ALGER

ET DE LA FACULTÉ DE PARIS

A MON PRÉSIDENT DE THÈSE :

M. le Professeur STRAUS

MÉDECIN DES HOPITAUX

ÉTUDE CLINIQUE

DE

QUELQUES SIGNES OBSERVÉS DANS LES ANÉVRYSMES DE LA CROSSE DE L'AORTE

INTRODUCTION

Les signes des anévrysmes aortiques sont, d'une façon générale, assez bien connus. Cependant, il n'est pas rare de rencontrer des cas où le diagnostic devient délicat, tant à cause de la valeur que prennent certains phénomènes insolites ou ordinairement secondaires que de l'absence de la plupart des signes classiques. Ayant eu, pendant que nous suivions le service de M. le docteur Aud'houi, à la Pitié, la bonne fortune d'observer un fait de ce genre, il nous a paru intéressant d'en rapporter ici l'histoire et d'insister plus particulièrement sur quelques symptômes généralement passés sous silence ou sommairement décrits par les auteurs classiques.

Nous avons, du reste, cherché dans la littérature

médicale tout ce qui pouvait se rapporter au cas qui nous occupe.

Plusieurs observations, publiées dans les Bulletins de la Société anatomique, et empruntées, pour la plupart, aux auteurs anglais, nous ont paru intéressantes à ce point de vue. Nous les rapporterons à la fin de ce travail.

Pour la clarté de l'exposition, nous consacrerons à ce travail inaugural différents chapitres. D'une façon générale, nous exposerons d'abord les phénomènes classiques des anévrysmes de la crosse de l'aorte ; dans un second chapitre, nous étudierons en détail les phénomènes qui nous ont le plus frappé dans nos observations. L'exposé de ces phénomènes insolites ou exagérés nous conduira à en étudier le diagnostic différentiel, le diagnostic du siège, le pronostic et le traitement.

Mais avant d'entrer pleinement dans notre sujet, qu'il nous soit permis de nous acquitter ici de nombreuses dettes.

Que nos maîtres de l'École d'Alger, M. le professeur Texier, directeur, en particulier, et ceux de l'Hôpital civil de Mustapha, qui ont guidé nos premiers pas dans la carrière médicale, veuillent bien accepter l'assurance de nos sentiments les plus respectueux.

Que ceux de la Faculté et des Hôpitaux de Paris, dont le savant enseignement nous a été si précieux et dont la bienveillance a facilité nos quelques efforts, reçoivent l'expression de notre toute grande gratitude.

Nous adressons aussi nos remerciements sincères à M. J. Auclair, interne des hôpitaux de Paris, qui a été assez aimable pour nous inspirer le sujet de notre thèse et ne nous point épargner ses conseils.

Nous terminerons en priant M. le professeur Straus, qui a bien voulu nous faire l'honneur de se charger de la présidence de notre thèse, d'agréer l'hommage de notre profonde reconnaissance.

CHAPITRE I

SYMPTOMES CLASSIQUES DES ANÉVRYSMES DE LA CROSSE DE L'AORTE

Laënnec (t. I, p. 449) s'exprime ainsi, à propos de cette affection : « Peu de maladies sont aussi insidieuses que l'anévrysme de l'aorte; on ne le reconnaît que lorsqu'il se prononce à l'extérieur. On peut à peine le soupçonner lorsqu'il comprime quelque organe essentiel et en gêne les fonctions d'une manière grave; et lorsqu'il ne produit ni l'un ni l'autre de ces effets, souvent le premier indice de son existence, est une mort aussi subite que celle qui est donnée par un coup de feu. »

D'une façon générale, cependant, on divise les symptômes de l'anévrysme aortique en phénomènes physiques et phénomènes fonctionnels.

SIGNES FONCTIONNELS

En première ligne vient la *douleur*, qui peut « annoncer l'anévrysme avant tout autre symptôme » (Dieulafoy). Les phénomènes douloureux varient de siège et de nature avec le point d'irritation : ce sont des douleurs rachidiennes, des névralgies intercostales, des douleurs du bras, de la main ; la névralgie cubitale, l'angine de poitrine, la névralgie phrénique. Ces douleurs peuvent être continues, intermittentes ou paroxystiques.

La *dyspnée* est assez fréquente. Elle varie dans ses manifestations cliniques. Tel malade a des spasmes de la glotte, tel autre des accès de suffocation, du hoquet ; dans certains cas, l'inspiration est pénible, sifflante, le malade a du cornage ; ce sont les cas où la trachée ou une grosse branche sont comprimées.

Comme troubles de la voix, on note la dysphonie, la voix bitonale (Jaccoud), due à la paralysie d'une des cordes vocales.

Il peut y avoir *dysphagie* par compression de l'œsophage ou paralysie des rameaux du pneumogastrique et du récurrent qui vont à ce conduit.

SIGNES PHYSIQUES

A l'inspection et à la palpation, on note, suivant le cas, une voussure plus ou moins accusée de la région thoracique supéro-antérieure; quelquefois, la tumeur est visible à l'extérieur ; elle se manifeste par des battements. On a ainsi la sensation de deux foyers de battements : un à la pointe du cœur, le deuxième au niveau de la tumeur. On « dirait qu'il y a deux cœurs dans la poitrine (Stokes). »

Le battement de la tumeur est simple ou double. Il présente un léger retard sur la systole cardiaque; c'est un battement expansif, qui peut s'accompagner de thrill.

La percussion dénote une matité en relation avec le volume de la tumeur.

En auscultant la poche anévrysmale, on perçoit des claquements et du souffle dont nous n'avons pas à interpréter ici le mécanisme.

Les modifications du pouls radial ne sont pas rares. L'anévrysme siège-t-il avant l'origine des grosses artères, le pouls radial est isochrone des deux côtés; s'est-il développé entre la carotide gauche et le tronc brachio-céphalique, il y a retard dans la pulsation radiale gauche.

L'inégalité d'amplitude du pouls aux deux poignets est à noter aussi.

Enfin, on peut voir survenir des œdèmes de la face, du cou, de la partie supérieure du tronc, des membres supérieurs, par compression des gros vaisseaux; l'inégalité pupillaire par compression du sympathique.

Tels sont les signes les plus ordinaires de l'anévrysme de la crosse de l'aorte. Étudions maintenant quelques symptômes plus rares ou à allures un peu spéciales.

CHAPITRE II

QUELQUES PHÉNOMÈNES PLUS RARES OU A CARACTÈRES UN PEU SPÉCIAUX DANS L'ANÉVRYSME DE LA CROSSE DE L'AORTE

DOULEUR. — Nous avons vu qu'elle faisait ordinairement partie des phénomènes classiques. Dans nos observations, elle existait aussi, mais avec des caractères sur lesquels nous voudrions appeler l'attention.

Elle était continuelle et paroxystique, constrictive, avec sensation de griffe au niveau de la partie supérieure de la poitrine. Au moment des paroxysmes, cette douleur était si aiguë que le malade ne pouvait prendre aucun repos, le décubitus dorso-horizontal lui était insupportable; assis dans son lit, il n'arrivait à calmer la douleur qu'en se courbant fortement en avant, de sorte que la face touchait presque les genoux. Cette atténuation de la douleur dans une semblable position trouve peut-être son explication dans ce fait, que la tumeur étant postérieure avait d'autant moins de tendance à presser sur les organes situés en arrière d'elle que la position inclinée était plus accentuée.

DYSPHAGIE. — Greene, de Dublin, a écrit à ce propos : « Quand un sac anévrysmal rempli de caillots solides a refoulé l'œsophage ou pénétré dans son intérieur, la dysphagie est extrêmement rebelle ; alors, si par des moyens mécaniques on réussit à détacher quelques caillots, on peut tomber dans les erreurs les plus graves et les plus funestes. C'est ainsi que dans un cas assez obscur d'anévrysme, dans lequel on n'avait pas reconnu la cause de la dysphagie et dans lequel on avait introduit à plusieurs reprises une sonde dans l'œsophage, le malade rendit à la suite de ces introductions des matières solides qu'on prit pour des morceaux de viande. A partir de ce moment la déglutition devint facile et déjà le malade et le chirurgien se félicitaient mutuellement d'avoir fait disparaître l'obstacle, lorsqu'il survint une hémorragie dont la mort fut le résultat. »

Toutefois, il ne manque pas de cas où une compression de l'œsophage a pu s'opérer longtemps et préparer des lésions mortelles sans éveiller aucune manifestation séméiologique. M. Millard a fortement insisté sur ce point de séméiologie. Tel ne fut pas le cas dans les observations que nous rapportons. Dans les observations I et IV surtout, cette compression occupe le premier plan, même la douleur constrictive, excruciante s'efface devant elle. C'est pour de la dysphagie que les malades rentrent à l'hôpital, et quand on les interroge ils se plaignent surtout de ne pouvoir pas avaler. Le début de la dysphagie est variable. Tantôt brusque, comme dans le cas rapporté dans l'observation IV, elle peut, d'autres fois, être précédée d'une certaine gêne dans la déglutition des grosses bouchées seulement, comme dans l'observation I. Tout d'abord, les corps solides passent avec difficulté; ensuite, les corps demi-solides, et même les liquides. Cette dysphagie se traduit à la fois par de la gêne et de la douleur, le malade a la sensation d'arrêt momentané du corps dégluté; cet arrêt est du reste assez bien localisé, c'est vers la fourchette sternale que la rapporte l'individu; quelquefois la déglutition devient plus facile dans la position inclinée en avant; peut-être alors l'œsophage est-il un peu dégagé.

L'évolution de la dysphagie varie selon les cas. Elle paraît cependant aboutir rapidement à une impossibilité presque absolue de la déglutition. Dans ses leçons de clinique et de pathologie, Leudet insiste sur cette progression rapide des accidents.

A aucun moment on n'a noté des vomissements. C'est là un point important à retenir. Il nous servira pour le diagnostic séméiologique.

Un phénomène consécutif de la dysphagie, pouvant quelquefois faire dévier le diagnostic, c'est l'état d'émaciation dans lequel se trouvent les malades. Dans l'observation I, l'amaigrissement était considérable, les traits tirés, le teint jaune, plombé. Ajoutons que dans l'aisselle gauche et les aines se trouvaient de petits ganglions durs, roulant sous le doigt. Ce signe, allié à l'amaigrissement rapide, au teint spécial, faisait naître facilement à l'esprit l'hypothèse d'une lésion cancéreuse de l'œsophage. Cet état cachectique avait du reste évolué avec une rapidité surprenante. En rentrant à l'hôpital, le malade faisait remonter à deux mois auparavant le début de son affection et prétendait avoir maigri depuis ce petit laps de temps de quinze kilogrammes environ.

Dans l'observation II, cet amaigrissement est également signalé : « Le malade éprouve de la difficulté dans l'ingestion des aliments, une sensation pénible et de l'oppression au dernier temps de la déglutition...

Les fonctions digestives ne sont pas autrement troublées et pourtant *le malade maigrit*, ses forces diminuent; les médecins qu'il consulte le croient atteint d'une affection gastrique. Les symptômes s'aggravent progressivement..... la déglutition des aliments solides devient impossible, *l'amaigrissement* fait des progrès rapides. »

Tuméfaction du corps thyroïde. — Nous avons observé un signe sur lequel nous voulons attirer l'attention à cause de sa rareté. Nous ne l'avons pas trouvé noté dans les auteurs, ni dans les observations que nous avons empruntées aux Bulletins de la Société anatomique. Dans l'observation I, au contraire, ce signe est très net.

A la naissance du cou se voyait une tuméfaction qui n'avait, étant donnée l'affection, rien d'extraordinaire. Mais sur la partie latérale de la même région se voyait une grosseur du volume d'une noix et paraissant siéger dans le lobe droit du corps thyroïde.

D'abord limitée à droite, la tuméfaction envahit bientôt la partie gauche correspondante. Au palper, la tumeur était dure, résistante, nullement expansive. Elle avait l'aspect d'un corps thyroïde injecté, et, de fait, en éloignant toutes les causes d'erreur, en faisant exécuter au malade des mouvements de déglutition, on pouvait se rendre compte que c'était bien le corps thyroïde qui était envahi. La tumeur obéissait aux mouvements d'ascension et de descente du larynx.

Vers la fin de la maladie, du reste, le cou tout entier et une partie de la face devinrent œdémateux.

L'interprétation clinique de cet œdème ainsi localisé était assez délicate. Toutefois, en nous basant sur les autres symptômes, nous n'hésitâmes pas à l'attribuer à la gêne de la circulation en retour et notamment à la compression des veines thyroïdiennes. Ce qu'il y avait d'un peu insolite, c'est qu'à l'autopsie les gros vaisseaux veineux de la base du cou étaient tous comprimés, et pourtant, pendant assez longtemps, il n'y avait eu retentissement que sur le corps thyroïde. Au moment, du reste, où cet organe infiltré formait autour de la trachée comme un anneau, les troubles dyspnéiques étaient beaucoup plus accusés. Il y avait là, sans doute, plusieurs éléments pathogéniques de cette dyspnée : l'irritation des récurrents et des pneumogastriques, le manque d'expansion de la poitrine dû à la douleur et peut-être aussi la constriction trachéale par la tumeur.

CHAPITRE III

DIAGNOSTIC DES ANÉVRYSMES DE LA CROSSE DE L'AORTE A PHÉNOMÈNES INSOLITES

En face de semblables symptômes que penser au point du vue du diagnostic ?

La première idée qui vient à l'esprit, surtout si on a bien présente la dysphagie précoce, prédominante même, qui, pendant quelque temps, est le seul symptôme, c'est celle d'affection organique de l'œsophage, cancer ou rétrécissement.

En faveur du cancer, il y a la dysphagie marquée, progressive, accusée surtout dans les observations I, II et IV ; l'état de cachexie avancée et rapide du malade, le teint plombé, plus ou moins jaune paille ; les adénopathies légères, mais multiples des régions voisines. Dans un cas même, — observation II, — il est dit que le malade vomissait. Même dans ces cas, cependant, nous croyons le diagnostic possible. D'abord, il y a absence complète de tumeur au niveau de la région accessible de l'œsophage ; absence de régurgitations et généralement de vomissements, qui, sur les sept observations que nous avons rapportées, ne sont notés qu'une seule fois.

La percussion sur le trajet de la crosse aortique fait noter une légère dilatation de ce conduit qui manque totalement dans le cancer œsophagien. En auscultant avec soin, soit au niveau de la région précordiale, soit sous la clavicule droite, comme dans notre observation I, on entend un deuxième bruit de souffle retardant un peu sur la systole cardiaque et indiquant que là se trouve une poche. Dans le cas où le diagnostic resterait en suspens, nous ne croyons pas qu'on soit autorisé à recourir à la sonde œsophagienne. L'évolution de la maladie aboutissant à la perforation de l'œsophage, la mort survenue rapidement dans un cas de tentative de cathétérisme montrent assez combien serait dangereuse une telle conduite.

Les rétrécissements de l'œsophage d'origine cicatricielle auront pour eux la connaissance étiologique, l'évolution généralement moins rapide, l'absence de douleur rétro-sternale aussi accusée, et de dyspnée. Il est rare de constater une tuméfaction du cou et de la partie supérieure du thorax ; les cas délicats seraient ceux où un rétrécissement œsophagien produirait au-dessus de lui une surdistension du conduit qui viendrait comprimer la crosse aortique. L'absence de souffle ou de modifications dans les bruits du cœur, la constatation d'une tumeur pouvant siéger à la jonction de la portion thoracique et cervicale de l'œsophage seront de puissants adjuvants du diagnostic.

Dans certains cas, le diagnostic pourra être hésitant entre un rétrécissement spasmodique de l'œsophage et l'anévrysme de l'aorte. Dans l'observation IV, il est dit : « Les matières ingérées ne produisaient pas de douleurs au passage, mais au bout de deux ou trois minutes, le malade en sentait une très vive qui durait cinq à six minutes et était suivie de vomissements. On supposa une constriction spasmodique de l'œsophage et on proposa d'introduire une sonde œsophagienne... »

L'étude attentive des symptômes physiques pourra mettre sur la voie, mais bien souvent aussi le diagnostic ne sera résolu que par l'autopsie.

Le diagnostic avec les affections gastriques, à cause de l'inanition, ne présentera pas en général de bien grandes difficultés. La douleur n'occupe pas le même siège. D'ailleurs, il est dit, dans la plupart des observations, qu'à part la dysphagie, il n'existait aucun trouble des fonctions digestives.

La tuméfaction du corps thyroïde pourrait, dans certains cas, éveiller l'idée de goître, d'autant plus qu'à ce phénomène s'ajoute le plus souvent un mauvais état de la nutrition. Mais, dans le cas auquel nous faisons allusion (obs. I), le corps thyroïde tuméfié était plus dur qu'on ne le rencontre habituellement dans le goître. En outre, les quelques signes physiques qui existaient, la différence d'amplitude des deux pouls radiaux ont suffi amplement à éviter toute erreur. Nous n'insisterons pas sur le diagnostic avec les différentes tumeurs du médiastin. C'est un chapitre trop longuement exposé dans les ouvrages classiques pour que nous ayons à y revenir.

Qu'il nous suffise de faire remarquer que l'existence de battements et de bruits à côté du cœur, les modifications des pulsations dans les artères nées au delà de la tumeur, empêchent toute erreur.

CHAPITRE IV

DIAGNOSTIC DU SIÈGE DE L'ANÉVRYSME

Ce diagnostic est le plus souvent possible. Si on se reporte aux symptômes principaux notés dans l'observation I : dysphagie précoce, prédominante, douleur au niveau de la fourchette sternale, œdème longtemps limité au corps thyroïde, disparition presque absolue du pouls radial gauche, sans modifications du pouls droit, on voit qu'on peut placer au niveau de la partie horizontale de la crosse aortique et sur la face postérieure de celle-ci la poche anévrysmale. Ce point est, en effet, celui où la crosse de l'aorte est en rapport avec l'œsophage. Elle peut le comprimer facilement dans le cas où une tumeur viendrait à se développer.

De plus, les modifications du pouls, d'un côté à l'autre, autorisent à placer le sac au niveau de l'origine du tronc artériel brachio-céphalique et sur le point qui sépare cette origine du lieu d'implantation de la carotide et de la sous-clavière gauches, le choc du cœur s'épuisant en partie, sinon en totalité, dans les gros vaisseaux droits. Ceux-ci, légèrement ectasiés, compriment derrière le sternum les canaux correspondants, et ainsi s'expliquent les œdèmes longtemps limités à droite.

CHAPITRE V

ANATOMIE PATHOLOGIQUE

Bien que ce point soit un peu en dehors de notre sujet, nous devons faire remarquer une particularité intéressante, observée dans les cas qui nous occupent : nous voulons parler de la perforation de l'œsophage et du mode de cette perforation. C'est ainsi que les observations I et IV présentent une étendue tout à fait exceptionnelle du sphacèle de l'œsophage sous l'influence de la compression exercée par l'anévrysme de l'aorte. Certains auteurs ont avancé que la perforation du tube digestif pouvait se faire par usure de ses parois. Cette pathogénie ne paraît pas discutable dans certains cas ; mais la perforation est alors limitée, circonscrite. Dans le cas de perforation par gangrène, qui est de beaucoup le plus fréquent, la perte de substance est bien plus considérable, et c'est à ce genre de perforation que semble correspondre une dysphagie intense.

CHAPITRE VI

PRONOSTIC

Le pronostic des cas que nous venons d'étudier paraît particulièrement sombre. La mort en est la conséquence habituelle ; elle survient rapidement et dans des conditions très pénibles. La perforation de l'œsophage se produisant constamment un moment ou l'autre, c'est par hématémèse, le plus souvent foudroyante, que la mort arrive. Dans certains cas, comme dans l'observation I, cette hématémèse finale peut être précédée d'un léger crachement de sang, ou même de mœlena. Quand on verra survenir ces signes, l'attention devra être en éveil. La terminaison fatale est proche.

CHAPITRE VII

TRAITEMENT

Il ne présente ici aucune indication spéciale. A cause de la dysphagie très prononcée, de l'inanition rapide, on pourra soutenir le malade par des lavements nutritifs.

Quant à l'introduction d'une sonde œsophagienne, nous croyons avoir suffisamment démontré que c'est là une manœuvre dangereuse pour ne pas avoir à y revenir ici.

Le repos absolu au lit, l'application de glace sur la poitrine, les injections sous-cutanées de chlorhydrate de morphine, la diète lactée, l'administration de petits morceaux de glace à l'intérieur, pourront rendre quelques services, et aussi les préparations d'iodure de potassium, longtemps continuées, et de digitale.

OBSERVATION I

Anévrysme de la crosse de l'aorte. — Dysphagie, inanition, œdème du corps thyroïde. (Communiquée par M. Auclair, interne du service.)

Le nommé Louis N..., âgé de 42 ans, entré le 16 mars 1893, au n° 40 de la salle Serres, service de M. le docteur Aud'houi.

Les antécédents héréditaires ne présentent rien de particulier à signaler.

Au point de vue des antécédents personnels, le malade accuse une bronchite aiguë à l'âge de 23 ans. Depuis, il s'est toujours bien porté.

Il n'y a pas de syphilis, ni d'alcoolisme. Cet homme, qui exerce la profession de maçon, fait remonter à deux mois avant son entrée à l'hôpital le début de ses accidents. A ce moment, il a éprouvé des frissons et un abattement considérable.

L'abattement a persisté depuis, et, au bout de quelques jours, le malade s'est aperçu qu'il éprouvait une difficulté de plus en plus grande *pour avaler*. Les bouchées s'arrêtaient au niveau de la fourchette sternale.

La douleur ou gêne, d'abord provoquée uniquement

par le passage des aliments, n'a pas tardé à devenir persistante.

Les efforts que le malade faisait pour avaler sont devenus de plus en plus considérables. Ce n'est qu'en se cramponnant aux objets voisins, en prenant un point d'appui que le malade, au prix de mille peines, y parvenait. Il a été obligé de diminuer de plus en plus le volume du bol alimentaire, et bientôt même, tout aliment, à moins qu'il ne fût liquide, ne pouvait être dégluti.

C'est avec ces phénomènes que le malade entre à l'hôpital.

Là, on constate que l'appétit est conservé; les aliments, une fois ingérés, ne donnent lieu à aucun trouble, jamais de vomissements alimentaires ou d'une autre nature.

Douleur rétro-sternale, surtout accusée quand le malade est dans le décubitus dorso-horizontal. La position inclinée en avant, le patient étant assis dans son lit, calme un peu la douleur.

Aucun trouble de la respiration ni de la phonation; pas de phénomènes pupillaires. Comme signes physiques, on constate une légère voussure de la paroi de la région sous-hyoïdienne droite. Celle-ci est occasionnée par une infiltration œdémateuse de la moitié droite du corps thyroïde. Les veines du cou sont légèrement gonflées.

L'examen de la poitrine ne révèle rien d'anormal ni à la vue ni au toucher. Par la percussion, on constate que la matité préaortique dépasse le bord droit du sternum de deux centimètres.

Pas de matité au niveau des poumons. L'auscultation

pulmonaire ne montre non plus aucun signe anormal; seulement, on entend sous la clavicule droite un souffle présentant un léger retard sur la systole cardiaque. Ce souffle se prolonge dans les vaisseaux du cou et paraît se renforcer au niveau de la partie tuméfiée du corps thyroïde.

Les artères sont un peu dures, mais nullement sinueuses.

Le pouls radial du côté droit est normal, tandis qu'à gauche il est à peine sensible. En outre, le gauche est en retard sur le droit.

Le 22 mars, on constate que le gonflement du corps thyroïde est de plus en plus notable. La tuméfaction a gagné le lobe gauche de cet organe. La base du cou est augmentée de volume; il y a un léger œdème de la moitié de la face. La difficulté pour avaler est plus grande, le malade ne peut même plus déglutir sa salive, qui coule continuellement au dehors.

Le 23 mars, la respiration est difficile, le malade demeure constamment assis, penché fortement en avant; face violacée. Dysphagie progressive, momentanément soulagée par des boissons glacées et l'ingurgitation de petits morceaux de glace.

Les crachats ont une teinte rougeâtre, puis deviennent sanguinolents.

Vers le soir, accès d'étouffement.

24 mars. — La situation s'aggrave, les crachats sont nettement sanglants et assez abondants. Toute alimentation est impossible. Le malade est dans l'inanition

complète, l'amaigrissement a fait d'immenses progrès, le teint est plombé, cachectique. On trouve quelques ganglions dans les aisselles.

Nouvel accès d'étouffement qui emporte le malade.

Au début, à cause de la dysphagie tenace, prédominante, on avait pensé à une lésion organique de l'œsophage; mais, devant les modifications du pouls, le bruit de souffle légèrement post-systolique entendu sous la clavicule, on porte le diagnostic d'anévrysme de la crosse de l'aorte. De plus, à cause des signes fonctionnels marqués et de la presque totalité d'absence de signes physiques, on localise la poche sur la portion horizontale de la crosse, à la face postérieure.

Nécropsie le 25 *mars* — Le cou est encore plus gonflé que pendant la vie; le corps thyroïde, très infiltré, se dessine nettement sous les téguments. Quand on a enlevé le plastron sterno-costal, rien de bien net n'apparaît, si ce n'est une légère dilatation de l'aorte ascendante.

Pour bien apercevoir la tumeur, il faut enlever, d'un bloc, les gros troncs artériels, veineux et aériens de la partie supérieure du thorax. On voit alors le sac anévrysmal placé sur la portion horizontale de la crosse à la face postérieure; il s'étend de l'origine du tronc artériel brachio-céphalique à la carotide primitive gauche; son volume est celui d'un œuf de poule. La paroi est très athéromateuse. Le contenu comprend deux caillots fibrineux, moulés sur la convexité de la dilatation, et se prolongeant dans les gros vaisseaux qui naissent à ce niveau de l'aorte.

Sur la paroi postérieure de la poche, se voit un orifice de l'étendue d'une pièce de 0,50 centimes, et faisant communiquer l'aorte et l'œsophage. Au point correspondant, la paroi antérieure de l'œsophage présente, en effet, un orifice analogue. Les deux orifices, aussi bien du côté du tube digestif que de l'aorte, sont dus à un processus gangréneux. La poche anévrysmale repose, du reste, directement sur l'œsophage. La paroi postérieure de l'œsophage est également sphacélée en un point directement en rapport avec la perforation de la face antérieure. En sorte qu'à l'aide d'un stylet on peut pénétrer facilement dans l'anévrysme, en passant par l'orifice postérieur de l'œsophage.

Le tube digestif est gorgé de sang.

Le péricarde contient une légère quantité de liquide.

Le cœur a une teinte feuille morte, il est flasque, légèrement dilaté; les orifices sont normaux.

Tous les tissus de la base du cou sont très infiltrés, mais, par-dessus tout, le corps tyroïde, qui, une fois disséqué, apparaît comme injecté.

Les poumons sont normaux.

Les ganglions péri-trachéo-bronchiques aussi.

Les nerfs récurrents, pneumogastriques, phréniques et grand sympathique n'ont pas subi de compression.

Les autres organes sont sains.

OBSERVATION II

Anévrysme de l'aorte. — Compression du nerf récurrent, de la bronche gauche et de l'œsophage. (Communication de la poche anévrysmale avec la bronche et l'œsophage.)

Observation par M. Hallopeau, interne des hôpitaux. *Bulletin de la Société anatomique*, novembre 1867, page 646.

Le nommé Vibert entre le 6 août 1868 à la maison de santé, service de M. Jaccoud.

Antécédents personnels. Bons.

Au mois de janvier 1868, le malade éprouve de la difficulté *dans l'ingestion des aliments*, une sensation pénible et de l'oppression au dernier temps de la *déglutition*...

Les fonctions digestives ne sont pas autrement troublées, et, pourtant, le malade maigrit, ses forces baissent; les médecins qu'il consulte le croient atteint d'une affection gastrique. Les symptômes s'aggravent progressivement.... La déglutition des aliments solides devient impossible; l'amaigrissement fait des progrès rapides.

Le malade reste constamment assis sur son lit; le décubitus dorsal lui est intolérable.

La *gêne de la déglutition* est extrême; les liquides seuls peuvent être ingérés, mais leur passage jette le malade dans un tel état d'anxiété, qu'il éprouve la plus vive répugnance à avaler quoi que ce soit, et ne se résigne à boire un peu qu'au moment où la soif devient insupportable.

La sonorité du thorax semble partout amoindrie. La partie supérieure du thorax est soulevée en masse dans toute sa partie supérieure, un instant après la systole.

Nulle part, même dans le point où le soulèvement est le plus énergique, l'examen le plus attentif ne fait *découvrir de pulsations.*

L'état du malade s'aggrave rapidement; les symptômes de compression s'accentuent encore. La dyspnée devient excessive, les forces s'abaissent complètement, le malade meurt au milieu de phénomènes asphyxiques, le 20 octobre, quatorze jours après son entrée.

Nécropsie. — Le péricarde renferme une quantité médiocre de sérosité citrine.

L'aorte se dilate immédiatement au-dessus des sigmoïdes; ses parois sont athéromateuses. A la partie antérieure du vaisseau, il s'est formé, sans rupture des membranes, une dilatation ampullaire; la paroi est amincie à ce niveau.

Dans la portion descendante, à deux centimètres environ au-dessous de l'orifice de la sous-clavière, l'aorte s'ouvre dans une tumeur anévrysmale qui s'étend verticalement jusqu'à huit centimètres au-dessus de l'anneau diaphragmatique. Par rapport au canal aortique, elle paraît surtout s'être développée en arrière. Située dans le médiastin postérieur, elle refoule au-devant d'elle le cœur, les gros vaisseaux, la racine des poumons.

L'œsophage est refoulé en avant et à droite; au niveau de la racine des poumons, ce conduit s'est trouvé fortement comprimé, ses parois se sont sphacélées; il en est résulté *deux perforations* s'ouvrant, l'une *dans la tumeur*, l'autre *dans la bronche* droite. La première est incomplète, ou, du moins, obstruée par des caillots denses qui ont suffi à empêcher l'hémorragie. La deuxième a des dimensions plus considérables; sa forme est irrégulière; ses contours ont une couleur noirâtre; il semble qu'elle eût dû permettre le passage des aliments dans les voies respiratoires.

En résumé, cette observation nous paraît intéressante : 1° au point de vue clinique, par l'obscurité des symptômes et l'absence de signes qui aient permis d'établir le diagnostic; 2° au point de vue anatomo-pathologique, par la formation d'une fistule broncho-œsophagienne, non par voie d'ulcération, mais par gangrène.

OBSERVATION III

Recueillie par M. Ch. Rémy, interne des hôpitaux. *Bulletin de la Société anatomique*, mai 1875, page 396.

L..., Marguerite, âgée de 46 ans, entre à l'hôpital de Lourcine, le 26 mars 1875, salle Saint-Clément, n° 37.

Aucun antécédent héréditaire, aucune maladie antérieure. Au mois de novembre 1874, douleur au côté gauche du cou, accompagnée de déviation, comme dans le torticolis.

Femme grande et ayant les dehors de la bonne santé. Sommeil interrompu par des accès d'étouffement, avec douleur à la région sternale et costale antérieure droite.

Dysphagie légère ; elle sent les aliments *s'arrêter dans l'œsophage.*

Les signes physiques sont peu accusés ; le cœur est un peu hypertrophié ; la pointe bat dans le sixième espace intercostal.

Le 23 mai, après un semblant d'amélioration, la malade succombe à un nouvel accès de suffocation.

NÉCROPSIE. — L'aorte est altérée à partir des sigmoïdes jusqu'à deux centimètres du tronc cœliaque. La tumeur anévrysmale, grosse comme un œuf d'oie, est développée sur la partie latérale droite de l'aorte et aussi en arrière. Elle comprime et aplatit la trachée, comprime l'*œsophage ;* elle dévie à droite le premier de ces organes, le deuxième à gauche, et proémine dans leur intérieur.

OBSERVATION IV

Anévrysme de l'aorte ; gangrène de l'œsophage. (*London medical Gazette*, 1839 ; *Archives générales de Médecine*, volume V, page 480, 1839.)

H..., mécanicien, âgé de 56 ans, eut l'année dernière une indisposition qu'on traita de grippe. Le 2 janvier, étant ivre, il tomba sur le côté. Le 6, il fut pris subitement d'une impossibilité d'avaler et fit appeler un médecin ; il ne souffrait plus du côté et ne se plaignait que de l'impossibilité d'avaler toute substance solide ou liquide, tout ce qu'il prenait s'arrêtait à un point fixe qu'il rapportait à environ 3 pouces au-dessus de l'ouverture de l'œsophage dans l'estomac. Les matières ingérées ne produisaient pas de douleur au passage, mais, au bout de deux ou trois minutes, il en sentait une très vive qui durait cinq à six minutes et était suivie de vomissements. On supposa une *constriction spasmodique* et on proposa d'introduire une sonde œsophagienne ; mais, comme le malade ne voulut pas y consentir, des lavements furent administrés. Les symptômes continuèrent, et la mort par inanition survint quinze jours après la première apparition de la dysphagie.

Autopsie. — Vaste sac anévrysmal de l'aorte pectorale, rempli de couches fibreuses qui semblent oblitérer sa cavité. Cet anévrysme comprend l'aorte thoracique tout entière, depuis l'origine de ses vaisseaux jusque près de son passage à travers le diaphragme, et *comprime l'œsophage* au point où le malade éprouvait la constriction. L'œsophage présente sur son trajet, dans une longueur de quatre pouces, une couleur noire et un aspect gangréneux ; il est ramolli, réduit en bouillie et se déchire par la moindre pression ; deux pouces au-dessus et au-dessous de ce point, le conduit est au contraire épaissi et congestionné.

OBSERVATION V

J. B. S. Jackson. — *Catalogue of the Museum of the Boston Society for medical improvment*, page 98, 1847.

Une négresse, âgée de 64 ans, fut d'abord vue par le Dr R..., en octobre 1834, pour un rhumatisme supposé de l'épaule gauche et d'un côté du cou. En octobre 1835, quand elle fut examinée par nous pour la première fois, elle déclara que, pendant l'hiver précédent, elle avait commencé à éprouver de la *dysphagie*, de la céphalalgie et une douleur du côté s'étendant jusque derrière l'oreille gauche. Pendant la semaine précédente, elle avait eu de l'orthopnée, de la douleur, une oppression à la base du sternum et une toux déchirante, fréquente, sans expectoration ; jamais elle n'eut de palpitations. La *dysphagie* était, par moment, considérable ; elle ne pouvait rien avaler de solide sans boire et souvent éprouvait d'affreuses douleurs après avoir essayé de le faire.

En examinant la poitrine, on trouve à gauche du sternum, au niveau de l'articulation de la pièce supérieure et moyenne de cet os, une saillie marquée, et, au même endroit, une forte impulsion et de la matité à la percussion. La respiration est mêlée de râles sibilants dans tout le poumon gauche, de râles sonores dans tout le poumon droit; aucun bruit de souffle. On porta le diagnostic d'anévrysme de la crosse de l'aorte. A partir de cette date, d'octobre 1835, les principaux symptômes et signes physiques persistèrent ; la *dysphagie* devint surtout très gênante, au point de faire redouter constamment une suffocation. Le 22 février 1836, pendant qu'elle était en train de parler, elle fit un effort pour se soulever et demanda un crachoir, quand un flot de sang s'échappa par la bouche et le nez, et elle mourut immédiatement, ne rendant pas plus d'une pinte de sang.

Autopsie. — L'aorte est dilatée depuis son origine jusqu'au delà de la crosse où existent deux anévrysmes presque aussi volumineux que le poing. L'un d'eux est adhérent à la partie supérieure du sternum. La convexité de l'aorte presse sur la bronche gauche, avec laquelle elle communique par un orifice placé presque à la naissance de cette bronche. A la surface interne de l'*œsophage*, on trouve un petit ulcère profond qui communique avec la bronche gauche, près de l'orifice de communication de cette bronche avec l'anévrysme.

OBSERVATION VI, par J. O. Béardon (de Dublin).

Résumé. — Écrivain, âgé de 42 ans, entre à l'Hôtel-Dieu de Paris le 8 septembre 1807 : douleurs de la région lombaire, palpitations, pouls gauche *plus faible que le droit*, toux sèche et nerveuse, dyspnée si on conprime le thorax et dans les mouvements. Les aliments, tant solides que liquides, occasionnent par leur passage vers le milieu de l'*œsophage* un sentiment pénible.

Le 25 septembre, à 4 heures du matin, après une nuit assez bonne, il vomit une grande quantité de sang et meurt immédiatement après.

Autopsie. — A la partie supérieure de l'aorte descendante, sac anévrysmal d'un volume double de celui d'un poing ordinaire ; ce sac appuyait sur le côté gauche du corps des 4e, 5e et 6e vertèbres dorsales ; carie considérable de la moitié gauche du corps de ces vertèbres, faisant partie du sac anévrysmal, dont la cavité communiquait aussi avec l'*œsophage*.

Estomac rempli de sang. Deux autres anévrysmes existaient sur le trajet de l'aorte abdominale, au niveau de la première vertèbre lombaire. (*Bulletin des sciences médicales*, tome II, cahier d'octobre 1808. — *Bibliothèque médicale*, tome XX, page 371.)

OBSERVATION VII

Cas de dysphagie produit par anévrysme de l'aorte, par Armiger. (*Medico-chirurgical transactions*, tome II, page 244.)

J. L..., âgé de 43 ans, né à Édimbourg, fut admis comme malade au dispensaire de l'État en mars 1810.

Il se plaignait de ce que tout ce qu'il avalait semblait s'arrêter dans sa poitrine ; il sentait un grand malaise juste au-dessous du rebord des côtés gauches et, rarement, ou même jamais, il n'obtenait de soulagement qu'après avoir réussi, par des efforts répétés, à rejeter les aliments solides qui ne voulaient pas descendre plus bas. Son régime, durant mars, avait consisté en thé et légers potages, et, comme il vomissait tout ce qu'il essayait d'ingérer, on ne pouvait pas douter de l'existence d'un rétrécissement de l'*œsophage*.

J'examinai l'endroit auquel il rapportait sa souffrance, mais je ne découvris ni tumeur interne, ni dureté. Il avait marché depuis sa demeure jusqu'au dispensaire, c'est-à-dire une distance au-dessus de ses forces, ce qui faisait battre son cœur plus violemment que de coutume. Il était sujet à des palpitations depuis quelques mois.

En appliquant une main sur son côté gauche et l'autre sur son sternum, je distinguai immédiatement les mouvements agités du cœur et d'autres battements auxquels se joignait la sensation qui est occasionnée par le passage du sang dans une tumeur anévrysmale. Je conjecturai que quelque partie de l'aorte descendante était le siège de l'anévrysme et que la *dysphagie* était occasionnée par la pression de la tumeur sur l'œsophage.

Dans la matinée du 2 avril, le malade vomit presque une pinte de sang ; vers l'après-midi son pouls devint très intermittent, et le soir il rejeta d'un coup au moins un quart de litre de sang ; après quoi il s'évanouit et expira.

Autopsie. — Abdomen. — Dans cette cavité, il y avait quatre onces de liquide fortement coloré par les parties rouges du sang.

L'estomac, le duodenum, le jejunum, le transverse étaient considérablement distendus par des gaz.

Thorax. — Dans les deux cavités de la poitrine il y avait un épanchement semblable à celui de l'abdomen, montant environ, pour chaque cavité, à sept onces.

Dans le péricarde, il y avait quatre onces d'un liquide plus foncé que celui de l'abdomen et du thorax.

Le cœur, l'artère pulmonaire et l'aorte, presque jusqu'au siège de l'anévrysme, avaient leur aspect normal.

En soulevant les poumons qui étaient sains, la tumeur anévrysmale, entourée par les couches du médiastin postérieur, s'apercevait aisément; elle siégeait à l'aorte descendante et était placée sur les huitième, neuvième, dixième et onzième vertèbres dorsales, mais celles-ci n'avaient pas le moindre dommage. La poche semblait capable de contenir une pinte de sang.

Les membranes du médiastin, le bord de l'*œsophage* contre lequel pressait l'anévrysme, et le tissu cellulaire de l'intérieur du médiastin concouraient à former les parois de la tumeur. Au-dessous de celle-ci, adhérant à sa surface interne, et unies les unes aux autres, étaient plusieurs stratifications concentriques de sang coagulé. Vers la partie supérieure et du côté droit, les tuniques de l'aorte étaient beaucoup plus minces que partout ailleurs; mais l'amincissement était plus grand encore au voisinage de l'endroit où la tumeur s'était finalement ouverte dans l'*œsophage*, à environ deux pouces au-dessus du passage de ce conduit à travers le diaphragme.

CONCLUSIONS

I. — A côté des cas ordinaires, classiques des anévrysmes de la crosse de l'aorte, il en est quelques-uns à symptômes un peu spéciaux, et dont une étude attentive nous a paru intéressante.

II. — Ces phénomènes sont : la douleur, la dysphagie, l'amaigrissement rapide et, aussi, la tuméfaction du corps thyroïde.

III. — La connaissance de ces cas est utile pour le diagnostic différentiel avec les tumeurs œsophagiennes, la contraction spasmodique du conduit et même certaines affections gastriques.

IV. — L'évolution de l'affection, dans ces cas, est rapide et douloureuse; la durée en est courte et le pronostic fatal.

BIBLIOGRAPHIE

Leudet. — Etudes de Pathologie et de clinique médicales, tome II, p. 123.

Laveron et **Teissiez.** — Nouveaux éléments de Pathologie médicale, tome II, p. 155.

Dieulafoy. — Manuel de Pathologie interne, tome I, p. 367.

Debove et Achard. — Manuel de médecine, tome II, p. 385.

Armiger. — Medico-chirurgical Transactions, t. II, p. 244.

Bulletin des sciences médicales, tome II, cahier d'octobre 1808. Bibliothèque médicale, tome XXII, p. 371.

London medical Gazette 1839 ; Archives générales de médecine, série 3, tome V, p. 480, 1839.

J. B. S. Jackson. — Catalogue of the Museum of the Boston Society for medical improvment, p. 98, 1847.

Bulletin de la Société anatomique (1861). Rapport de M. Millard.

Bulletin de la Société anatomique, novembre 1868, p. 646.
— — mai 1875, p. 396.

Paris. — Impr. de la Faculté de Médecine, Henri Jouve, 15, r. Racine.

www.ingramcontent.com/pod-product-compliance
Ingram Content Group UK Ltd.
Pitfield, Milton Keynes, MK11 3LW, UK
UKHW020441230726
13925UKWH00004B/1767

9 782013 561792